BLUTDRUCK – TAGEBUCH

Erfassung aller relevanten Werte

Privat gemessene Werte übersichtlich festhalten, für einen selbst, als auch zur Vorlage beim Arzt.

Alle ergänzende Angaben im Buch zu Blutdruckwerten und sonstiger Art sind rein informativ und stellen keine medizinische Beratung dar; auch erheben sie keinen Anspruch auf Richtigkeit. Ausschließlich der Arzt und der qualifizierte medizinische Bereich sind hier die geeigneten Ansprechpartner, die auch neueste Erkenntnisse und Entwicklungen sowie individuelle Aspekte berücksichtigen.

Persönliche Notizen

Name: _____

Bibliografische Information der Deutschen Nationalbibliothek:
Die Deutsche Nationalbibliothek verzeichnet diese Publikation
in der Deutschen Nationalbibliografie; detaillierte bibliografische Daten
sind im Internet über http://dnb.dnb.de abrufbar.

Herstellung und Verlag:
BoD – Books on Demand, Norderstedt

Alle Rechte vorbehalten
© Thomas M. Meine

July 2022

ISBN 9 783756 231553

Dieses Blutdruck-Tagebuch dient der regelmäßigen Aufzeichnung der Blutdruckwerte, als Kontrolle für einen selbst, als auch zur Vorlage beim Arzt, und schließt Werte ein, die, neben den üblichen Standardangaben, oft nicht enthalten sind. Das ist zum Beispiel der *Pulsdruck* (Blutdruckamplitude). Dieser wird als Messwert bei neuen Gerätschaften separat angezeigt und so intensiv beworben. Diese Anzeige ist nicht nur nützlich, sondern notwendig, allerdings handelt es sich dabei nur um eine simple Subtraktion (oberer- minus unterer Blutdruckwert), was man leicht selbst ausrechnen kann; man sollte es allerdings immer festhalten. Bessere Geräte haben zudem eine Arrhythmie-Erkennung und zeigen Herzrhythmusstörungen an. <u>Dies ist aber KEINE Diagnose von Vorhofflimmern, sondern zeigt lediglich die *Möglichkeit* des Vorhandenseins an</u>. Neben dem Gang zum Arzt sollte man in diesem Fall auch einen Vermerk im Blutdruck-Tagebuch machen können. Es interessiert auch, wo man gemessen hat (Oberarm oder Handgelenk), besonders wenn man mehrere Geräte (Oberarm/Handgelenk) benutzt oder ausprobiert.

Denken Sie daran, nur der Arzt kann Ihnen zuverlässige Aussagen zu einzelnen Parametern machen, auch unter Berücksichtigung individueller Gegebenheiten und Medikamentengaben. Verlassen Sie sich nicht auf die vielen Artikel, die sowohl auf wissenschaftlich fundierter Basis erscheinen, als auch im Internet oder in Friseurzeitschriften. Hinzu kommt, dass sich Meinungen und Einschätzungen, ebenfalls medizinisch hinterlegt oder 'aus den Fingern gesogen', oft auch ändern. Gerade bei den vielen Gerätschaften am Markt, von 'Billigkram' bis 'zuverlässig (auch unter Berücksichtigung einer evtl. notwendigen Kalibrierung) empfiehlt sich ein Besuch beim Arzt zum gelegentlichen Abgleich, auch der Sicherheit wegen. Auch der Apotheker misst nach professionellen Methoden und Vorgaben.

Messen Sie selbst erst nach einer gewissen Ruhephase; diese hängt natürlich von der vorausgegangenen Aktivität ab, aber auch Stresssituationen und deren Abbau beeinflussen den Blutdruck, neben vielen anderen Faktoren.

Am Ende des Heftes finden Sie einige informative Angaben (ohne Gewähr, siehe auch Anmerkungen dazu).

Datum	Uhrzeit	Syst. 1	Diast. 2	Puls	PD 3	Arr. 4	M 5	Bemerkungen

1 = Systole (oberer Wert), 2 = Diastole (unterer Wert), 3 = Pulsdruck, 4 = Arrhythmie-Erkennung (Herzrhythmusstörungen). Feld freilassen, sonst 'Ja' eintragen und nochmalige Messung nach einer Pause zum Ausschluss von Fehlern vornehmen, ansonsten unbedingt Arzt aufsuchen, eventuell Gerät überprüfen.
5 = Messungen, OL=Oberarm links, OR=Oberarm rechts, HL=Handgelenk links, HR = Handgelenk rechts

Datum	Uhrzeit	Syst. 1	Diast. 2	Puls	PD 3	Arr. 4	M 5	Bemerkungen

Datum	Uhrzeit	Syst. 1	Diast. 2	Puls	PD 3	Arr. 4	M 5	Bemerkungen

1 = Systole (oberer Wert), 2 = Diastole (unterer Wert), 3 = Pulsdruck, 4 = Arrhythmie-Erkennung (Herzrhythmusstörungen). Feld freilassen, sonst 'Ja' eintragen und nochmalige Messung nach einer Pause zum Ausschluss von Fehlern vornehmen, ansonsten unbedingt Arzt aufsuchen, eventuell Gerät überprüfen.
5 = Messungen, OL=Oberarm links, OR=Oberarm rechts, HL=Handgelenk links, HR = Handgelenk rechts

Datum	Uhrzeit	Syst. 1	Diast. 2	Puls	PD 3	Arr. 4	M 5	Bemerkungen

Datum	Uhrzeit	Syst. 1	Diast. 2	Puls	PD 3	Arr. 4	M 5	Bemerkungen

1 = Systole (oberer Wert), 2 = Diastole (unterer Wert), 3 = Pulsdruck, 4 = Arrhythmie-Erkennung (Herzrhythmusstörungen). Feld freilassen, sonst 'Ja' eintragen und nochmalige Messung nach einer Pause zum Ausschluss von Fehlern vornehmen, ansonsten unbedingt Arzt aufsuchen, eventuell Gerät überprüfen. 5 = Messungen, OL=Oberarm links, OR=Oberarm rechts, HL=Handgelenk links, HR = Handgelenk rechts

Datum	Uhrzeit	Syst. 1	Diast. 2	Puls	PD 3	Arr. 4	M 5	Bemerkungen

Datum	Uhrzeit	Syst. **1**	Diast. **2**	Puls	PD **3**	Arr. **4**	M **5**	Bemerkungen

1 = Systole (oberer Wert), 2 = Diastole (unterer Wert), 3 = Pulsdruck, 4 = Arrhythmie-Erkennung (Herzrhythmusstörungen). Feld freilassen, sonst 'Ja' eintragen und nochmalige Messung nach einer Pause zum Ausschluss von Fehlern vornehmen, ansonsten unbedingt Arzt aufsuchen, eventuell Gerät überprüfen. 5 = Messungen, OL=Oberarm links, OR=Oberarm rechts, HL=Handgelenk links, HR = Handgelenk rechts

Datum	Uhrzeit	Syst. 1	Diast. 2	Puls	PD 3	Arr. 4	M 5	Bemerkungen

Datum	Uhrzeit	Syst. 1	Diast. 2	Puls	PD 3	Arr. 4	M 5	Bemerkungen

1 = Systole (oberer Wert), 2 = Diastole (unterer Wert), 3 = Pulsdruck, 4 = Arrhythmie-Erkennung (Herzrhythmusstörungen). Feld freilassen, sonst 'Ja' eintragen und nochmalige Messung nach einer Pause zum Ausschluss von Fehlern vornehmen, ansonsten unbedingt Arzt aufsuchen, eventuell Gerät überprüfen. 5 = Messungen, OL=Oberarm links, OR=Oberarm rechts, HL=Handgelenk links, HR = Handgelenk rechts

Datum	Uhrzeit	Syst. 1	Diast. 2	Puls	PD 3	Arr. 4	M 5	Bemerkungen

Datum	Uhrzeit	Syst. 1	Diast. 2	Puls	PD 3	Arr. 4	M 5	Bemerkungen

1 = Systole (oberer Wert), 2 = Diastole (unterer Wert), 3 = Pulsdruck, 4 = Arrhythmie-Erkennung (Herzrhythmusstörungen). Feld freilassen, sonst 'Ja' eintragen und nochmalige Messung nach einer Pause zum Ausschluss von Fehlern vornehmen, ansonsten unbedingt Arzt aufsuchen, eventuell Gerät überprüfen. 5 = Messungen, OL=Oberarm links, OR=Oberarm rechts, HL=Handgelenk links, HR = Handgelenk rechts

Datum	Uhrzeit	Syst. 1	Diast. 2	Puls	PD 3	Arr. 4	M 5	Bemerkungen

Datum	Uhrzeit	Syst. 1	Diast. 2	Puls	PD 3	Arr. 4	M 5	Bemerkungen

1 = Systole (oberer Wert), 2 = Diastole (unterer Wert), 3 = Pulsdruck, 4 = Arrhythmie-Erkennung (Herzrhythmusstörungen). Feld freilassen, sonst 'Ja' eintragen und nochmalige Messung nach einer Pause zum Ausschluss von Fehlern vornehmen, ansonsten unbedingt Arzt aufsuchen, eventuell Gerät überprüfen.
5 = Messungen, OL=Oberarm links, OR=Oberarm rechts, HL=Handgelenk links, HR = Handgelenk rechts

Datum	Uhrzeit	Syst. 1	Diast. 2	Puls	PD 3	Arr. 4	M 5	Bemerkungen

Datum	Uhrzeit	Syst. 1	Diast. 2	Puls	PD 3	Arr. 4	M 5	Bemerkungen

1 = Systole (oberer Wert), 2 = Diastole (unterer Wert), 3 = Pulsdruck, 4 = Arrhythmie-Erkennung (Herzrhythmusstörungen). Feld freilassen, sonst 'Ja' eintragen und nochmalige Messung nach einer Pause zum Ausschluss von Fehlern vornehmen, ansonsten unbedingt Arzt aufsuchen, eventuell Gerät überprüfen. 5 = Messungen, OL=Oberarm links, OR=Oberarm rechts, HL=Handgelenk links, HR = Handgelenk rechts

Datum	Uhrzeit	Syst. 1	Diast. 2	Puls	PD 3	Arr. 4	M 5	Bemerkungen

Datum	Uhrzeit	Syst. 1	Diast. 2	Puls	PD 3	Arr. 4	M 5	Bemerkungen

1 = Systole (oberer Wert), 2 = Diastole (unterer Wert), 3 = Pulsdruck, 4 = Arrhythmie-Erkennung (Herzrhythmusstörungen). Feld freilassen, sonst 'Ja' eintragen und nochmalige Messung nach einer Pause zum Ausschluss von Fehlern vornehmen, ansonsten unbedingt Arzt aufsuchen, eventuell Gerät überprüfen.
5 = Messungen, OL=Oberarm links, OR=Oberarm rechts, HL=Handgelenk links, HR = Handgelenk rechts

Datum	Uhrzeit	Syst. 1	Diast. 2	Puls	PD 3	Arr. 4	M 5	Bemerkungen

Datum	Uhrzeit	Syst. 1	Diast. 2	Puls	PD 3	Arr. 4	M 5	Bemerkungen

1 = Systole (oberer Wert), 2 = Diastole (unterer Wert), 3 = Pulsdruck, 4 = Arrhythmie-Erkennung (Herzrhythmusstörungen). Feld freilassen, sonst 'Ja' eintragen und nochmalige Messung nach einer Pause zum Ausschluss von Fehlern vornehmen, ansonsten unbedingt Arzt aufsuchen, eventuell Gerät überprüfen.
5 = Messungen, OL=Oberarm links, OR=Oberarm rechts, HL=Handgelenk links, HR = Handgelenk rechts

Datum	Uhrzeit	Syst. 1	Diast. 2	Puls	PD 3	Arr. 4	M 5	Bemerkungen

Datum	Uhrzeit	Syst. 1	Diast. 2	Puls	PD 3	Arr. 4	M 5	Bemerkungen

1 = Systole (oberer Wert), 2 = Diastole (unterer Wert), 3 = Pulsdruck, 4 = Arrhythmie-Erkennung (Herzrhythmusstörungen). Feld freilassen, sonst 'Ja' eintragen und nochmalige Messung nach einer Pause zum Ausschluss von Fehlern vornehmen, ansonsten unbedingt Arzt aufsuchen, eventuell Gerät überprüfen.
5 = Messungen, OL=Oberarm links, OR=Oberarm rechts, HL=Handgelenk links, HR = Handgelenk rechts

Datum	Uhrzeit	Syst. 1	Diast. 2	Puls	PD 3	Arr. 4	M 5	Bemerkungen

Datum	Uhrzeit	Syst. 1	Diast. 2	Puls	PD 3	Arr. 4	M 5	Bemerkungen

1 = Systole (oberer Wert), 2 = Diastole (unterer Wert), 3 = Pulsdruck, 4 = Arrhythmie-Erkennung (Herzrhythmusstörungen). Feld freilassen, sonst 'Ja' eintragen und nochmalige Messung nach einer Pause zum Ausschluss von Fehlern vornehmen, ansonsten unbedingt Arzt aufsuchen, eventuell Gerät überprüfen. 5 = Messungen, OL=Oberarm links, OR=Oberarm rechts, HL=Handgelenk links, HR = Handgelenk rechts

Datum	Uhrzeit	Syst. 1	Diast. 2	Puls	PD 3	Arr. 4	M 5	Bemerkungen

Datum	Uhrzeit	Syst. 1	Diast. 2	Puls	PD 3	Arr. 4	M 5	Bemerkungen

1 = Systole (oberer Wert), 2 = Diastole (unterer Wert), 3 = Pulsdruck, 4 = Arrhythmie-Erkennung (Herzrhythmusstörungen). Feld freilassen, sonst 'Ja' eintragen und nochmalige Messung nach einer Pause zum Ausschluss von Fehlern vornehmen, ansonsten unbedingt Arzt aufsuchen, eventuell Gerät überprüfen. 5 = Messungen, OL=Oberarm links, OR=Oberarm rechts, HL=Handgelenk links, HR = Handgelenk rechts

Datum	Uhrzeit	Syst. 1	Diast. 2	Puls	PD 3	Arr. 4	M 5	Bemerkungen

Datum	Uhrzeit	Syst. 1	Diast. 2	Puls	PD 3	Arr. 4	M 5	Bemerkungen

1 = Systole (oberer Wert), 2 = Diastole (unterer Wert), 3 = Pulsdruck, 4 = Arrhythmie-Erkennung (Herzrhythmusstörungen). Feld freilassen, sonst 'Ja' eintragen und nochmalige Messung nach einer Pause zum Ausschluss von Fehlern vornehmen, ansonsten unbedingt Arzt aufsuchen, eventuell Gerät überprüfen.
5 = Messungen, OL=Oberarm links, OR=Oberarm rechts, HL=Handgelenk links, HR = Handgelenk rechts

Datum	Uhrzeit	Syst. 1	Diast. 2	Puls	PD 3	Arr. 4	M 5	Bemerkungen

Datum	Uhrzeit	Syst. 1	Diast. 2	Puls	PD 3	Arr. 4	M 5	Bemerkungen

1 = Systole (oberer Wert), 2 = Diastole (unterer Wert), 3 = Pulsdruck, 4 = Arrhythmie-Erkennung (Herzrhythmusstörungen). Feld freilassen, sonst 'Ja' eintragen und nochmalige Messung nach einer Pause zum Ausschluss von Fehlern vornehmen, ansonsten unbedingt Arzt aufsuchen, eventuell Gerät überprüfen. 5 = Messungen, OL=Oberarm links, OR=Oberarm rechts, HL=Handgelenk links, HR = Handgelenk rechts

Datum	Uhrzeit	Syst. 1	Diast. 2	Puls	PD 3	Arr. 4	M 5	Bemerkungen

Datum	Uhrzeit	Syst. 1	Diast. 2	Puls	PD 3	Arr. 4	M 5	Bemerkungen

1 = Systole (oberer Wert), 2 = Diastole (unterer Wert), 3 = Pulsdruck, 4 = Arrhythmie-Erkennung (Herzrhythmusstörungen). Feld freilassen, sonst 'Ja' eintragen und nochmalige Messung nach einer Pause zum Ausschluss von Fehlern vornehmen, ansonsten unbedingt Arzt aufsuchen, eventuell Gerät überprüfen.
5 = Messungen, OL=Oberarm links, OR=Oberarm rechts, HL=Handgelenk links, HR = Handgelenk rechts

Datum	Uhrzeit	Syst. 1	Diast. 2	Puls	PD 3	Arr. 4	M 5	Bemerkungen

Datum	Uhrzeit	Syst. 1	Diast. 2	Puls	PD 3	Arr. 4	M 5	Bemerkungen

1 = Systole (oberer Wert), 2 = Diastole (unterer Wert), 3 = Pulsdruck, 4 = Arrhythmie-Erkennung (Herzrhythmusstörungen). Feld freilassen, sonst 'Ja' eintragen und nochmalige Messung nach einer Pause zum Ausschluss von Fehlern vornehmen, ansonsten unbedingt Arzt aufsuchen, eventuell Gerät überprüfen.
5 = Messungen, OL=Oberarm links, OR=Oberarm rechts, HL=Handgelenk links, HR = Handgelenk rechts

Datum	Uhrzeit	Syst. 1	Diast. 2	Puls	PD 3	Arr. 4	M 5	Bemerkungen

Datum	Uhrzeit	Syst. 1	Diast. 2	Puls	PD 3	Arr. 4	M 5	Bemerkungen

1 = Systole (oberer Wert), 2 = Diastole (unterer Wert), 3 = Pulsdruck, 4 = Arrhythmie-Erkennung (Herzrhythmusstörungen). Feld freilassen, sonst 'Ja' eintragen und nochmalige Messung nach einer Pause zum Ausschluss von Fehlern vornehmen, ansonsten unbedingt Arzt aufsuchen, eventuell Gerät überprüfen. 5 = Messungen, OL=Oberarm links, OR=Oberarm rechts, HL=Handgelenk links, HR = Handgelenk rechts

Datum	Uhrzeit	Syst. 1	Diast. 2	Puls	PD 3	Arr. 4	M 5	Bemerkungen

Datum	Uhrzeit	Syst. 1	Diast. 2	Puls	PD 3	Arr. 4	M 5	Bemerkungen

1 = Systole (oberer Wert), 2 = Diastole (unterer Wert), 3 = Pulsdruck, 4 = Arrhythmie-Erkennung (Herzrhythmusstörungen). Feld freilassen, sonst 'Ja' eintragen und nochmalige Messung nach einer Pause zum Ausschluss von Fehlern vornehmen, ansonsten unbedingt Arzt aufsuchen, eventuell Gerät überprüfen.
5 = Messungen, OL=Oberarm links, OR=Oberarm rechts, HL=Handgelenk links, HR = Handgelenk rechts

Datum	Uhrzeit	Syst. 1	Diast. 2	Puls	PD 3	Arr. 4	M 5	Bemerkungen

Datum	Uhrzeit	Syst. 1	Diast. 2	Puls	PD 3	Arr. 4	M 5	Bemerkungen

1 = Systole (oberer Wert), 2 = Diastole (unterer Wert), 3 = Pulsdruck, 4 = Arrhythmie-Erkennung (Herzrhythmusstörungen). Feld freilassen, sonst 'Ja' eintragen und nochmalige Messung nach einer Pause zum Ausschluss von Fehlern vornehmen, ansonsten unbedingt Arzt aufsuchen, eventuell Gerät überprüfen.
5 = Messungen, OL=Oberarm links, OR=Oberarm rechts, HL=Handgelenk links, HR = Handgelenk rechts

Datum	Uhrzeit	Syst. 1	Diast. 2	Puls	PD 3	Arr. 4	M 5	Bemerkungen

Datum	Uhrzeit	Syst. 1	Diast. 2	Puls	PD 3	Arr. 4	M 5	Bemerkungen

1 = Systole (oberer Wert), 2 = Diastole (unterer Wert), 3 = Pulsdruck, 4 = Arrhythmie-Erkennung (Herzrhythmusstörungen). Feld freilassen, sonst 'Ja' eintragen und nochmalige Messung nach einer Pause zum Ausschluss von Fehlern vornehmen, ansonsten unbedingt Arzt aufsuchen, eventuell Gerät überprüfen. 5 = Messungen, OL=Oberarm links, OR=Oberarm rechts, HL=Handgelenk links, HR = Handgelenk rechts

Datum	Uhrzeit	Syst. 1	Diast. 2	Puls	PD 3	Arr. 4	M 5	Bemerkungen

Datum	Uhrzeit	Syst. 1	Diast. 2	Puls	PD 3	Arr. 4	M 5	Bemerkungen

1 = Systole (oberer Wert), 2 = Diastole (unterer Wert), 3 = Pulsdruck, 4 = Arrhythmie-Erkennung (Herzrhythmusstörungen). Feld freilassen, sonst 'Ja' eintragen und nochmalige Messung nach einer Pause zum Ausschluss von Fehlern vornehmen, ansonsten unbedingt Arzt aufsuchen, eventuell Gerät überprüfen.
5 = Messungen, OL=Oberarm links, OR=Oberarm rechts, HL=Handgelenk links, HR = Handgelenk rechts

Datum	Uhrzeit	Syst. 1	Diast. 2	Puls	PD 3	Arr. 4	M 5	Bemerkungen

Datum	Uhrzeit	Syst. 1	Diast. 2	Puls	PD 3	Arr. 4	M 5	Bemerkungen

1 = Systole (oberer Wert), 2 = Diastole (unterer Wert), 3 = Pulsdruck, 4 = Arrhythmie-Erkennung (Herzrhythmusstörungen). Feld freilassen, sonst 'Ja' eintragen und nochmalige Messung nach einer Pause zum Ausschluss von Fehlern vornehmen, ansonsten unbedingt Arzt aufsuchen, eventuell Gerät überprüfen.
5 = Messungen, OL=Oberarm links, OR=Oberarm rechts, HL=Handgelenk links, HR = Handgelenk rechts

Datum	Uhrzeit	Syst. 1	Diast. 2	Puls	PD 3	Arr. 4	M 5	Bemerkungen

Datum	Uhrzeit	Syst. 1	Diast. 2	Puls	PD 3	Arr. 4	M 5	Bemerkungen

1 = Systole (oberer Wert), 2 = Diastole (unterer Wert), 3 = Pulsdruck, 4 = Arrhythmie-Erkennung (Herzrhythmusstörungen). Feld freilassen, sonst 'Ja' eintragen und nochmalige Messung nach einer Pause zum Ausschluss von Fehlern vornehmen, ansonsten unbedingt Arzt aufsuchen, eventuell Gerät überprüfen. 5 = Messungen, OL=Oberarm links, OR=Oberarm rechts, HL=Handgelenk links, HR = Handgelenk rechts

Datum	Uhrzeit	Syst. 1	Diast. 2	Puls	PD 3	Arr. 4	M 5	Bemerkungen

Datum	Uhrzeit	Syst. 1	Diast. 2	Puls	PD 3	Arr. 4	M 5	Bemerkungen

1 = Systole (oberer Wert), 2 = Diastole (unterer Wert), 3 = Pulsdruck, 4 = Arrhythmie-Erkennung (Herzrhythmusstörungen). Feld freilassen, sonst 'Ja' eintragen und nochmalige Messung nach einer Pause zum Ausschluss von Fehlern vornehmen, ansonsten unbedingt Arzt aufsuchen, eventuell Gerät überprüfen. 5 = Messungen, OL=Oberarm links, OR=Oberarm rechts, HL=Handgelenk links, HR = Handgelenk rechts

Datum	Uhrzeit	Syst. 1	Diast. 2	Puls	PD 3	Arr. 4	M 5	Bemerkungen

Datum	Uhrzeit	Syst. 1	Diast. 2	Puls	PD 3	Arr. 4	M 5	Bemerkungen

1 = Systole (oberer Wert), 2 = Diastole (unterer Wert), 3 = Pulsdruck, 4 = Arrhythmie-Erkennung (Herzrhythmusstörungen). Feld freilassen, sonst 'Ja' eintragen und nochmalige Messung nach einer Pause zum Ausschluss von Fehlern vornehmen, ansonsten unbedingt Arzt aufsuchen, eventuell Gerät überprüfen.
5 = Messungen, OL=Oberarm links, OR=Oberarm rechts, HL=Handgelenk links, HR = Handgelenk rechts

Datum	Uhrzeit	Syst. 1	Diast. 2	Puls	PD 3	Arr. 4	M 5	Bemerkungen

Datum	Uhrzeit	Syst. 1	Diast. 2	Puls	PD 3	Arr. 4	M 5	Bemerkungen

1 = Systole (oberer Wert), 2 = Diastole (unterer Wert), 3 = Pulsdruck, 4 = Arrhythmie-Erkennung (Herzrhythmusstörungen). Feld freilassen, sonst 'Ja' eintragen und nochmalige Messung nach einer Pause zum Ausschluss von Fehlern vornehmen, ansonsten unbedingt Arzt aufsuchen, eventuell Gerät überprüfen. 5 = Messungen, OL=Oberarm links, OR=Oberarm rechts, HL=Handgelenk links, HR = Handgelenk rechts

Datum	Uhrzeit	Syst. 1	Diast. 2	Puls	PD 3	Arr. 4	M 5	Bemerkungen

Datum	Uhrzeit	Syst. **1**	Diast. **2**	Puls	PD **3**	Arr. **4**	M **5**	Bemerkungen

1 = Systole (oberer Wert), 2 = Diastole (unterer Wert), 3 = Pulsdruck, 4 = Arrhythmie-Erkennung (Herzrhythmusstörungen). Feld freilassen, sonst 'Ja' eintragen und nochmalige Messung nach einer Pause zum Ausschluss von Fehlern vornehmen, ansonsten unbedingt Arzt aufsuchen, eventuell Gerät überprüfen.
5 = Messungen, OL=Oberarm links, OR=Oberarm rechts, HL=Handgelenk links, HR = Handgelenk rechts

Datum	Uhrzeit	Syst. 1	Diast. 2	Puls	PD 3	Arr. 4	M 5	Bemerkungen

Datum	Uhrzeit	Syst. 1	Diast. 2	Puls	PD 3	Arr. 4	M 5	Bemerkungen

1 = Systole (oberer Wert), 2 = Diastole (unterer Wert), 3 = Pulsdruck, 4 = Arrhythmie-Erkennung (Herzrhythmusstörungen). Feld freilassen, sonst 'Ja' eintragen und nochmalige Messung nach einer Pause zum Ausschluss von Fehlern vornehmen, ansonsten unbedingt Arzt aufsuchen, eventuell Gerät überprüfen.
5 = Messungen, OL=Oberarm links, OR=Oberarm rechts, HL=Handgelenk links, HR = Handgelenk rechts

Datum	Uhrzeit	Syst. 1	Diast. 2	Puls	PD 3	Arr. 4	M 5	Bemerkungen

Datum	Uhrzeit	Syst. 1	Diast. 2	Puls	PD 3	Arr. 4	M 5	Bemerkungen

1 = Systole (oberer Wert), 2 = Diastole (unterer Wert), 3 = Pulsdruck, 4 = Arrhythmie-Erkennung (Herzrhythmusstörungen). Feld freilassen, sonst 'Ja' eintragen und nochmalige Messung nach einer Pause zum Ausschluss von Fehlern vornehmen, ansonsten unbedingt Arzt aufsuchen, eventuell Gerät überprüfen.
5 = Messungen, OL=Oberarm links, OR=Oberarm rechts, HL=Handgelenk links, HR = Handgelenk rechts

Datum	Uhrzeit	Syst. 1	Diast. 2	Puls	PD 3	Arr. 4	M 5	Bemerkungen

Datum	Uhrzeit	Syst. 1	Diast. 2	Puls	PD 3	Arr. 4	M 5	Bemerkungen

1 = Systole (oberer Wert), 2 = Diastole (unterer Wert), 3 = Pulsdruck, 4 = Arrhythmie-Erkennung (Herzrhythmusstörungen). Feld freilassen, sonst 'Ja' eintragen und nochmalige Messung nach einer Pause zum Ausschluss von Fehlern vornehmen, ansonsten unbedingt Arzt aufsuchen, eventuell Gerät überprüfen.
5 = Messungen, OL=Oberarm links, OR=Oberarm rechts, HL=Handgelenk links, HR = Handgelenk rechts

Datum	Uhrzeit	Syst. 1	Diast. 2	Puls	PD 3	Arr. 4	M 5	Bemerkungen

Datum	Uhrzeit	Syst. 1	Diast. 2	Puls	PD 3	Arr. 4	M 5	Bemerkungen

1 = Systole (oberer Wert), 2 = Diastole (unterer Wert), 3 = Pulsdruck, 4 = Arrhythmie-Erkennung (Herzrhythmusstörungen). Feld freilassen, sonst 'Ja' eintragen und nochmalige Messung nach einer Pause zum Ausschluss von Fehlern vornehmen, ansonsten unbedingt Arzt aufsuchen, eventuell Gerät überprüfen.
5 = Messungen, OL=Oberarm links, OR=Oberarm rechts, HL=Handgelenk links, HR = Handgelenk rechts

Datum	Uhrzeit	Syst. 1	Diast. 2	Puls	PD 3	Arr. 4	M 5	Bemerkungen

Datum	Uhrzeit	Syst. 1	Diast. 2	Puls	PD 3	Arr. 4	M 5	Bemerkungen

1 = Systole (oberer Wert), 2 = Diastole (unterer Wert), 3 = Pulsdruck, 4 = Arrhythmie-Erkennung (Herzrhythmusstörungen). Feld freilassen, sonst 'Ja' eintragen und nochmalige Messung nach einer Pause zum Ausschluss von Fehlern vornehmen, ansonsten unbedingt Arzt aufsuchen, eventuell Gerät überprüfen.
5 = Messungen, OL=Oberarm links, OR=Oberarm rechts, HL=Handgelenk links, HR = Handgelenk rechts

Datum	Uhrzeit	Syst. 1	Diast. 2	Puls	PD 3	Arr. 4	M 5	Bemerkungen

Datum	Uhrzeit	Syst. 1	Diast. 2	Puls	PD 3	Arr. 4	M 5	Bemerkungen

1 = Systole (oberer Wert), 2 = Diastole (unterer Wert), 3 = Pulsdruck, 4 = Arrhythmie-Erkennung (Herzrhythmusstörungen). Feld freilassen, sonst 'Ja' eintragen und nochmalige Messung nach einer Pause zum Ausschluss von Fehlern vornehmen, ansonsten unbedingt Arzt aufsuchen, eventuell Gerät überprüfen.
5 = Messungen, OL=Oberarm links, OR=Oberarm rechts, HL=Handgelenk links, HR = Handgelenk rechts

Datum	Uhrzeit	Syst. 1	Diast. 2	Puls	PD 3	Arr. 4	M 5	Bemerkungen

Datum	Uhrzeit	Syst. 1	Diast. 2	Puls	PD 3	Arr. 4	M 5	Bemerkungen

1 = Systole (oberer Wert), 2 = Diastole (unterer Wert), 3 = Pulsdruck, 4 = Arrhythmie-Erkennung (Herzrhythmusstörungen). Feld freilassen, sonst 'Ja' eintragen und nochmalige Messung nach einer Pause zum Ausschluss von Fehlern vornehmen, ansonsten unbedingt Arzt aufsuchen, eventuell Gerät überprüfen.
5 = Messungen, OL=Oberarm links, OR=Oberarm rechts, HL=Handgelenk links, HR = Handgelenk rechts

Datum	Uhrzeit	Syst. 1	Diast. 2	Puls	PD 3	Arr. 4	M 5	Bemerkungen

Datum	Uhrzeit	Syst. 1	Diast. 2	Puls	PD 3	Arr. 4	M 5	Bemerkungen

1 = Systole (oberer Wert), 2 = Diastole (unterer Wert), 3 = Pulsdruck, 4 = Arrhythmie-Erkennung (Herzrhythmusstörungen). Feld freilassen, sonst 'Ja' eintragen und nochmalige Messung nach einer Pause zum Ausschluss von Fehlern vornehmen, ansonsten unbedingt Arzt aufsuchen, eventuell Gerät überprüfen. 5 = Messungen, OL=Oberarm links, OR=Oberarm rechts, HL=Handgelenk links, HR = Handgelenk rechts

Datum	Uhrzeit	Syst. 1	Diast. 2	Puls	PD 3	Arr. 4	M 5	Bemerkungen

Datum	Uhrzeit	Syst. **1**	Diast. **2**	Puls	PD **3**	Arr. **4**	M **5**	Bemerkungen

1 = Systole (oberer Wert), 2 = Diastole (unterer Wert), 3 = Pulsdruck, 4 = Arrhythmie-Erkennung (Herzrhythmusstörungen). Feld freilassen, sonst 'Ja' eintragen und nochmalige Messung nach einer Pause zum Ausschluss von Fehlern vornehmen, ansonsten unbedingt Arzt aufsuchen, eventuell Gerät überprüfen.
5 = Messungen, OL=Oberarm links, OR=Oberarm rechts, HL=Handgelenk links, HR = Handgelenk rechts

Datum	Uhrzeit	Syst. 1	Diast. 2	Puls	PD 3	Arr. 4	M 5	Bemerkungen

Datum	Uhrzeit	Syst. 1	Diast. 2	Puls	PD 3	Arr. 4	M 5	Bemerkungen

1 = Systole (oberer Wert), 2 = Diastole (unterer Wert), 3 = Pulsdruck, 4 = Arrhythmie-Erkennung (Herzrhythmusstörungen). Feld freilassen, sonst 'Ja' eintragen und nochmalige Messung nach einer Pause zum Ausschluss von Fehlern vornehmen, ansonsten unbedingt Arzt aufsuchen, eventuell Gerät überprüfen.
5 = Messungen, OL=Oberarm links, OR=Oberarm rechts, HL=Handgelenk links, HR = Handgelenk rechts

Datum	Uhrzeit	Syst. 1	Diast. 2	Puls	PD 3	Arr. 4	M 5	Bemerkungen

Datum	Uhrzeit	Syst. 1	Diast. 2	Puls	PD 3	Arr. 4	M 5	Bemerkungen

1 = Systole (oberer Wert), 2 = Diastole (unterer Wert), 3 = Pulsdruck, 4 = Arrhythmie-Erkennung (Herzrhythmusstörungen). Feld freilassen, sonst 'Ja' eintragen und nochmalige Messung nach einer Pause zum Ausschluss von Fehlern vornehmen, ansonsten unbedingt Arzt aufsuchen, eventuell Gerät überprüfen. 5 = Messungen, OL=Oberarm links, OR=Oberarm rechts, HL=Handgelenk links, HR = Handgelenk rechts

Datum	Uhrzeit	Syst. 1	Diast. 2	Puls	PD 3	Arr. 4	M 5	Bemerkungen

Datum	Uhrzeit	Syst. **1**	Diast. **2**	Puls	PD **3**	Arr. **4**	M **5**	Bemerkungen

1 = Systole (oberer Wert), 2 = Diastole (unterer Wert), 3 = Pulsdruck, 4 = Arrhythmie-Erkennung (Herzrhythmusstörungen). Feld freilassen, sonst 'Ja' eintragen und nochmalige Messung nach einer Pause zum Ausschluss von Fehlern vornehmen, ansonsten unbedingt Arzt aufsuchen, eventuell Gerät überprüfen.
5 = Messungen, OL=Oberarm links, OR=Oberarm rechts, HL=Handgelenk links, HR = Handgelenk rechts

Datum	Uhrzeit	Syst. 1	Diast. 2	Puls	PD 3	Arr. 4	M 5	Bemerkungen

Datum	Uhrzeit	Syst. 1	Diast. 2	Puls	PD 3	Arr. 4	M 5	Bemerkungen

1 = Systole (oberer Wert), 2 = Diastole (unterer Wert), 3 = Pulsdruck, 4 = Arrhythmie-Erkennung (Herzrhythmusstörungen). Feld freilassen, sonst 'Ja' eintragen und nochmalige Messung nach einer Pause zum Ausschluss von Fehlern vornehmen, ansonsten unbedingt Arzt aufsuchen, eventuell Gerät überprüfen.
5 = Messungen, OL=Oberarm links, OR=Oberarm rechts, HL=Handgelenk links, HR = Handgelenk rechts

Datum	Uhrzeit	Syst. 1	Diast. 2	Puls	PD 3	Arr. 4	M 5	Bemerkungen

Datum	Uhrzeit	Syst. 1	Diast. 2	Puls	PD 3	Arr. 4	M 5	Bemerkungen

1 = Systole (oberer Wert), 2 = Diastole (unterer Wert), 3 = Pulsdruck, 4 = Arrhythmie-Erkennung (Herzrhythmusstörungen). Feld freilassen, sonst 'Ja' eintragen und nochmalige Messung nach einer Pause zum Ausschluss von Fehlern vornehmen, ansonsten unbedingt Arzt aufsuchen, eventuell Gerät überprüfen. 5 = Messungen, OL=Oberarm links, OR=Oberarm rechts, HL=Handgelenk links, HR = Handgelenk rechts

Datum	Uhrzeit	Syst. 1	Diast. 2	Puls	PD 3	Arr. 4	M 5	Bemerkungen

Datum	Uhrzeit	Syst. 1	Diast. 2	Puls	PD 3	Arr. 4	M 5	Bemerkungen

1 = Systole (oberer Wert), 2 = Diastole (unterer Wert), 3 = Pulsdruck, 4 = Arrhythmie-Erkennung (Herzrhythmusstörungen). Feld freilassen, sonst 'Ja' eintragen und nochmalige Messung nach einer Pause zum Ausschluss von Fehlern vornehmen, ansonsten unbedingt Arzt aufsuchen, eventuell Gerät überprüfen.
5 = Messungen, OL=Oberarm links, OR=Oberarm rechts, HL=Handgelenk links, HR = Handgelenk rechts

Datum	Uhrzeit	Syst. 1	Diast. 2	Puls	PD 3	Arr. 4	M 5	Bemerkungen

Datum	Uhrzeit	Syst. 1	Diast. 2	Puls	PD 3	Arr. 4	M 5	Bemerkungen

1 = Systole (oberer Wert), 2 = Diastole (unterer Wert), 3 = Pulsdruck, 4 = Arrhythmie-Erkennung (Herzrhythmusstörungen). Feld freilassen, sonst 'Ja' eintragen und nochmalige Messung nach einer Pause zum Ausschluss von Fehlern vornehmen, ansonsten unbedingt Arzt aufsuchen, eventuell Gerät überprüfen.
5 = Messungen, OL=Oberarm links, OR=Oberarm rechts, HL=Handgelenk links, HR = Handgelenk rechts

Datum	Uhrzeit	Syst. 1	Diast. 2	Puls	PD 3	Arr. 4	M 5	Bemerkungen

Definition und Klassifikation der Blutdruckwerte (mmHg): Diese sind so nicht für alle Ewigkeit 'in Stein gemeißelt und sollten individuell, am besten beim Arzt des Vertrauens, überprüft werden. Auch ein Abgleich eigener Messungen und Gerätschaften beim Arzt oder Apotheker ist in vernünftigen Abständen anzuraten. Evtl. käme auch eine Neukalibrierung infrage.

Kategorie	Systolisch / oberer Wert	Diastolisch / unterer Wert
Optimal	unter 120	unter 80
Normal	120 – 129	80 – 84
Hoch normal	130 – 139	85 – 89
Grad-1-Hypertonie (leicht)	140 – 159	90 – 99
Grad-2-Hypertonie (mittelschwer)	160 - 179	100 - 109
Grad-3-Hypertonie (schwer)	≥ 180	≥ 110
Isolierte Hypertonie *)	> 140	< 90

*) In drei Stufen aufgeteilt: Grad 1: 140-159, Grad 2: 160-179, Grad 3: ≥ 180; alle mit einem diastolischen Blutdruck (unterer Wert) von < 90. Bei besonders auffällig niedrigem diastolischen Blutdruck, wie etwa 60-70, ergibt sich ein besonderes Risiko.

Der **Pulsdruck** (Blutdruckamplitude / oberer abzüglich unterer Wert) ist ein wichtiges Kriterium. Angesichts der zwar begrenzten, dennoch vorhandenen Meinungsvielfalt, sollte man hier seine eigenen, auch individuell angepassten Werte festlegen, am besten nach Konsultation des Arztes.

Pulsdruck normal _____ leicht erhöht _____ stark erhöht _____

Als grober Anhaltspunkt aus der Palette der veröffentlichten Meinungen: normal – unter 55, erhöht – 55 bis 65, hoch – über 65 mmHg.

www.ingramcontent.com/pod-product-compliance
Lightning Source LLC
Chambersburg PA
CBHW071010041025
33557CB00085B/2636